NOTE MINISTÉRIELLE DU 19 OCTOBRE 1890

RELATIVE

AUX CESSIONS A CHARGE DE REMBOURSEMENT A FAIRE PAR LES

ÉTABLISSEMENTS DU SERVICE DE SANTÉ

AUX CORPS DE TROUPE

POUR LES

INFIRMERIES VÉTÉRINAIRES

Modifiée par celle du 11 juin 1895

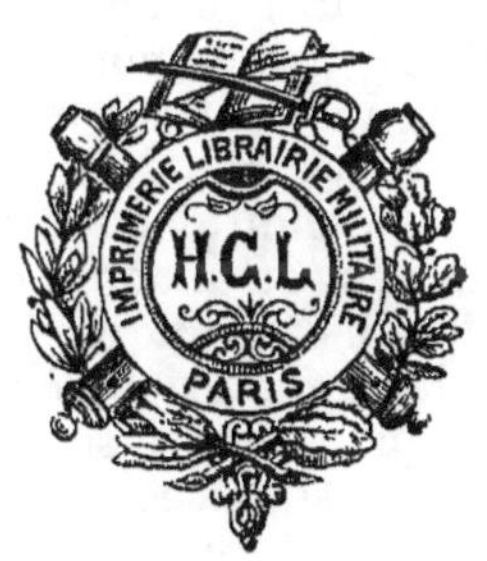

PARIS || **LIMOGES**

11, Place Saint-André-des-Arts. || 46, Nouvelle Route d'Aixe, 46.

Henri CHARLES-LAVAUZELLE

Editeur militaire.

NOTE MINISTÉRIELLE DU 19 OCTOBRE 1890

Relative

AUX CESSIONS A CHARGE DE REMBOURSEMENT A FAIRE PAR LES

ÉTABLISSEMENTS DU SERVICE DE SANTÉ

AUX CORPS DE TROUPE

POUR LES

INFIRMERIES VÉTÉRINAIRES

Le Ministre a décidé que les cessions de médicaments et de matériel du service de santé, qui peuvent être faites, à charge de remboursement, aux corps de troupe pour les infirmeries vétérinaires, conformément à l'article 431 du décret du 25 novembre 1889 portant règlement sur le service de santé de l'armée, seront désormais effectuées dans les conditions suivantes :

I Les demandes de cessions (du modèle ci-joint) ne comprendront que les médicaments et objets indiqués par l'extrait ci-annexé de la nomenclature générale du matériel du service de santé et qui ne seraient pas achetés sur place ; elles seront établies en double expédition tous les trois mois et adressées du 15 au 20 du deuxième mois de chaque trimestre, séparément pour les médicaments et pour le matériel.

Ces demandes, visées par le sous-intendant militaire, seront transmises par le directeur du service de l'intendance, au directeur du service de santé du corps d'armée où se trouve stationné l'établissement du service de santé chargé d'y donner suite.

Les conseils d'administration des corps seront avisés des cessions par le renvoi de l'une des expéditions de la demande, revêtue de l'approbation du directeur du service de santé dudit corps d'armée.

Les infirmeries vétérinaires continueront à être desservies, pour lesdites cessions, par les mêmes hôpitaux que les infirmeries régimentaires. Afin de réduire les frais de transport, les comptables des hôpitaux militaires adresseront, autant que possible, simulta-

NOTE MINISTÉRIELLE DU 19 OCTOBRE 1890

RELATIVE

AUX CESSIONS A CHARGE DE REMBOURSEMENT A FAIRE PAR LES

ÉTABLISSEMENTS DU SERVICE DE SANTÉ

AUX CORPS DE TROUPE

POUR LES

INFIRMERIES VÉTÉRINAIRES

Modifiée par celle du 11 juin 1895

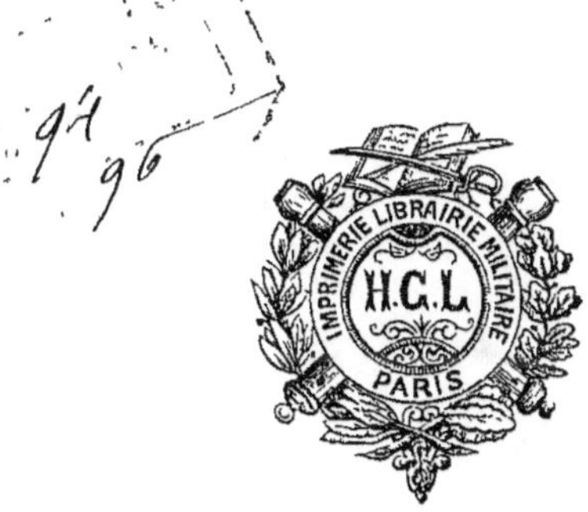

PARIS
11, Place Saint-André-des-Arts.

LIMOGES
46, Nouvelle Route d'Aixe, 46.

Henri CHARLES-LAVAUZELLE

Editeur militaire.

NOTE MINISTÉRIELLE DU 19 OCTOBRE 1890

Relative

AUX CESSIONS A CHARGE DE REMBOURSEMENT A FAIRE PAR LES

ÉTABLISSEMENTS DU SERVICE DE SANTÉ

AUX CORFS DE TROUPE

POUR LES

INFIRMERIES VÉTÉRINAIRES

nément aux corps de cavalerie les expéditions destinées aux infirmeries régimentaires et vétérinaires.

Le montant de chaque cession aux infirmeries vétérinaires
(augmenté des frais de transport), sera versé au Trésor, pour être
rétabli au crédit du service de santé. Le récépissé constatant ce
versement sera adressé, dans les conditions réglementaires, au
Ministre de la guerre (*Direction du Service de Santé, Bureau des
Hôpitaux*), sauf pour le matériel appartenant au service de la
remonte, dont la cession fera l'objet de récépissés de versement
distincts adressés à la 2° Direction (*Bureau des Remontes*).

Les demandes d'achat sur place seront autorisées par le sous-
intendant militaire chargé de la surveillance administrative du
corps.

II. L'ordre des matières, effets et objets compris dans la pré-
sente nomenclature, les dénominations et les prix ministériels
doivent être rigoureusement suivis et appliqués dans toutes les
écritures.

III. Les quantités inscrites dans la nomenclature en regard de
chaque médicament ne sont qu'approximatives. Elles peuvent ne
pas être atteintes, de même qu'elles peuvent être dépassées. Mais,
dans ce dernier cas, le vétérinaire chef de service devra toujours
indiquer les motifs qui rendent cette augmentation nécessaire.

Afin de faciliter le travail des expéditions, il est recommandé
de ne porter sur les demandes que des chiffres représentant, autant
que possible, des multiples ou des sous-multiples des fixations
réglementaires pour un trimestre.

IV. Les récipients vides et les matériaux d'emballage seront
restitués aux établissements livranciers, toutes les fois que les
frais d'expédition seront inférieurs à la valeur de ces objets.

Les récipients devront toujours être propres, en parfait état et
prêts à être utilisés. Les frais de transport des objets reconnus
inutilisables seront mis à la charge des expéditeurs.

Pour éviter les envois trop fréquents, les réexpéditions ne
devront avoir lieu que lorsque le poids ou le volume du matériel
à expédier atteindra un chiffre convenable, mais on n'attendra
jamais qu'il y ait accumulation excessive du matériel.

V. Les substances toxiques énumérées dans le tableau ci-
après sont toujours placées dans le compartiment fermant à clef
dont sont pourvues les armoires à médicaments ; les prescriptions
des articles 1, 3 et 4, rappelés plus loin, de la note sur la tenue de
l'armoire aux poisons (insérée dans le *Formulaire pharmaceutique*,
page 265), leur sont applicables.

VI. Pour diminuer autant que possible les frais de transport,
les corps de troupe stationnés dans des garnisons dépourvues
d'hôpital militaire sont autorisés à se procurer directement, par
voie d'achat sur place, les matières et objets suivis de la lettre A.

lorsque ce prix d'achat ne dépassera pas le prix ministériel inscrit dans la nomenclature.

VII. Pour tous les médicaments et objets susceptibles d'être achetés sur place, les demandes doivent toujours indiquer le prix d'achat ou de marché.

Lorsqu'un objet composé de plusieurs parties est incomplet et qu'il peut être remis en usage après avoir été complété, la partie manquante sera demandée sous le même numéro détaillé que l'objet lui-même et avec une lettre de détail. Exemple: *Un mortier sans son pilon* ou *un pilon sans son mortier*.

Le chiffre des existants à porter sur les demandes de matériel doit toujours comprendre, non seulement les quantités d'objets réglementaires, mais encore celles des objets similaires qui diffèrent des types réglementaires.

Il est formellement interdit de porter un objet non réglementaire sur les demandes trimestrielles ou supplémentaires de matériel et de médicaments. Lorsqu'un objet non réglementaire sera reconnu nécessaire, il devra être porté sur un état spécial de demande qui sera transmis au Ministre (*Direction de la Cavalerie, Bureau des Remontes*), appuyé d'un rapport motivé.

VIII. Le matériel de réserve ou de mobilisation (cantines vétérinaires, voiture de pharmacie), dont les corps sont détenteurs, doit toujours être tenu au complet et en bon état d'entretien. Les vétérinaires chefs de service devront donc procéder aux échanges nécessaires entre le matériel de réserve et celui du service courant.

IX. Les objets du matériel de la voiture de pharmacie vétérinaire, des cantines vétérinaires et les instruments de chirurgie, appartenant au service de la remonte générale (nomenclature L), doivent toujours être portés sur une demande spéciale adressée au Ministre (2º *Direction, Bureau des Remontes*), conformément aux prescriptions de la note du 19 avril 1857.

X. Lors des changements de garnison, les corps de troupe se conforment aux prescriptions de la note ministérielle du 19 janvier 1889.

XI. Les médicaments et objets qui existent dans les infirmeries vétérinaires et qui ne sont pas compris dans la nouvelle nomenclature, seront inscrits avec des lettres A, B, C, etc., à la suite des numéros détaillés dont ils peuvent être rapprochés; ils seront utilisés jusqu'à épuisement ou jusqu'à ce que leur mise hors de service ait été prononcée.

XII. Les vétérinaires chefs de service sont autorisés à s'approvisionner de quelques flacons du modèle de ceux des cantines d'ambulance vétérinaire et de la voiture de pharmacie, afin de pouvoir procéder au remplacement immédiat de ces derniers, s'il venait à s'en briser.

XIII. Les récipients doivent toujours être revêtus d'une étiquette indiquant la tare du contenant, et, en grosses lettres, le nom de la substance.

Les hôpitaux militaires sont, de leur côté, tenus d'inscrire la tare sur tous les récipients d'expédition.

XIV. La note ministérielle du 17 avril 1889 est abrogée.

TABLEAU

indiquant les substances toxiques qui doivent être renfermées dans les compartiments fermant à clef de l'armoire aux poisons :

Acides concentrés ; acide phénique.
Alcalis caustiques.
Alcaloïdes et leurs sels.
Antimoine : toutes les préparations antimoniales.
Arsenic : toutes les préparations arsenicales.
Belladone : feuilles et préparations.
Cantharides : alcoolé ; poudre.
Chloral hydraté.
Chloroforme.
Digitale : feuille et préparations.
Euphorbe.
Huile de croton tiglium.
Mercure : sels de mercure et solutions mercurielles.
Noix vomique : alcoolé.
Opium et toutes ses préparations.
Plomb : acétates.
Tabac. Feuille.
Zinc : chlorure et sulfate.
Il est expressément recommandé de ne jamais se servir de bouteilles à vin ordinaires pour renfermer des composés toxiques.

Extrait de la note sur la tenue de l'armoire aux poisons (Formulaire pharmaceutique, page 265).

Art. 1ᵉʳ. L'armoire aux poisons doit fermer à clef : dès que le service est terminé, la clef en est mise en lieu sûr sous la responsabilité du chef de service.

. . . .

Art. 3. La dénomination inscrite sur les étiquettes doit porter en gros caractères le mot qui rappelle la propriété toxique. Ainsi l'on écrira : alcoolé d'**opium**, **arséniate** de soude.

Art. 4. Les récipients contenant les poisons doivent être entourés d'une bande de papier rouge-orangé de 10 à 13 millimètres environ de largeur. Cette bande doit faire le *tour complet* du flacon et les deux bouts doivent se recouvrir. Pour les substances les plus dangereuses, il convient, en outre, d'ajouter une étiquette portant en gros caractères le mot : **poison**.

ᵉ CORPS D'ARMÉE.

ᶜ TRIMESTRE.

Effectif :   chevaux.

A établir sur papier
de 36 centimètres sur 23.

ᵉ RÉGIMENT D

ÉTAT de demande des quantités de *médica-ments* ou de *matériel nécessaires* pour le service vétérinaire.

NUMÉROS de la CLASSIFICATION		DÉNOMINATION. — (Suivre exactement l'ordre de la nomenclature.)	UNITÉ réglementaire.	QUANTITÉS			PRIX d'achat sur place.	QUANTITÉS		OBSERVATIONS.
sommaires.	détaillés.			nécessaires.	existantes.	demandées.		expédiées.	à acheter sur place.	

Vu :
    Le Major
(ou chef de détachement)

A   , le   189 .
Le Vétérinaire, Chef de service,

Vu et vérifié :
    Le Sous-Intendant militaire chargé de la surveillance administrative du corps,

Vu, bon à délivrer.

A   , le   189 .

Le Directeur du service de santé du   ᵉ corps d'armée,

Vu et transmis :
Le Directeur du service de l'intendance du   ᵉ corps d'armée,

Nota. — Les demandes de médicaments et les demandes de matériel seront portées sur des états distincts établis d'après le modèle ci-dessus.

Note ministérielle relative aux quantités fixes de médicaments que les infirmeries vétérinaires sont autorisées à demander pour trois mois. (2° Direction ; Remontes.)

Paris, le 11 juin 1895.

Afin de simplifier le service des livraisons de médicaments aux infirmeries vétérinaires, le Ministre de la guerre décide, qu'à l'avenir, les vétérinaires militaires, chefs de service, ne devront porter sur leurs demandes que des quantités fixes, en nombre rond, déterminées au tableau ci-après et parmi lesquelles ils choisiront celles répondant le mieux aux besoins à prévoir. Lorsque, dans les cas exceptionnels, la quantité maxima sera insuffisante, elle devra être augmentée de l'une des quantités fixes. Le motif de cette augmentation sera donné dans la colonne « Observations. »

Il est expressément rappelé, à cette occasion, que les vétérinaires chefs de service doivent toujours se rendre un compte exact des restants avant de procéder à l'établissement de leurs demandes de médicaments, de manière à éviter toute majoration d'approvisionnements.

Il n'est rien changé relativement au mode de perception du matériel et des objets de consommation compris, dans le tableau ci-après, sous les numéros sommaires 2 et suivants.

Tableau indiquant les médicaments, objets de pansement, ustensiles de pharmacie et matériel d'exploitation que les conseils d'administration des corps de troupe peuvent demander, à charge de remboursement, aux établissements du service de santé, pour les besoins des infirmeries vétérinaires.

Par unité sommaire N°	Par unité sommaire Dénomination	Par unité détaillée N°	Par unité détaillée Dénomination	Unité réglementaire	Prix ministériel	Quantités fixes pouvant être demandées pour 3 mois				Observations
			Médicaments.							
		5	Acide azotique du commerce...... A.	Kilog.	0 50	0 100	0 050	0 025	»	NOTA. — La lettre A indique les objets et médicaments pouvant être achetés sur place.
		7	— borique cristallisé..............	Id.	1 50	1 000	0 500	0 250	»	
		8	— chlorhydrique du commerce. A.	Id.	0 10	0 100	0 050	0 025	»	
		13	— phénique cristallisé..............	Id.	3 50	0 500	0 250	»	»	
		14	— phénique liquéfié (pour désinfection (1)....................	Id.	3 20	2 000	1 000	0 500	»	(1) L'acide phénique liquéfié contient 800 gr. d'acide phénique et 200 gr. d'alcool dénaturé.
		18	— sulfurique du commerce.......	Id.	0 30	1 000	0 500	0 250	»	
		23	Alcool à 95 degrés	Id.	4 50	10 000	6 500	4 000	1 000	
		28	— dénaturé....................	Id.	2 00	10 000	6 500	4 000	1 000	
		33	Alcoolé d'aloès....................	Id.	3 00	2 000	1 000	0 500	»	
		41	— de cantharides....	Id.	6 20	1 500	1 000	0 500	0 250	
		44	— d'extrait d'opium.............	Id.	12 00	0 200	0 100	0 050	»	
		46	— d'iode.....................	Id.	7 70	0 500	0 250	0 100	»	
		52	— de quinquina gris............	Id.	4 30	2 000	1 000	0 500	»	
		56	— de strychnine	Id.	3 00	0 150	0 100	0 050	»	
1	Médicaments (au poids)..	58	Aloès..................	Id.	1 00	2 000	1 000	0 500	»	
		59	Alumine. Alun .... A.	Id.	0 30	1 000	0 500	0 250	»	
		60	— Alun desséché (calciné).....	Id.	1 00	0 500	0 250	0 100	»	
		65	Amidon de blé.................... A.	Id.	0 70	1 000	0 500	0 250	»	
		66	Ammoniaque. Ammoniaque liquide. A.	Id.	0 50	0 500	0 250	0 100	»	
		67	— Acétate d'ammoniaque liquide..............	Id.	1 30	2 000	1 000	»	»	
		71	— Chlorydrate d'ammoniaque pulvérisé...... A.	Id.	1 40	0 500	0 250	»	»	
		78	Antimoine. Emétique pulvérisé	Id.	4 30	0 500	0 250	0 100	»	
		80	— Kermès par voie sèche....	Id.	4 00	2 000	1 000	0 500	»	
		84	Arsenic. Acide arsénieux.............	Id.	0 50	0 250	0 150	0 100	0 050	
		85	— Arséniate de soude.........	Id.	1 50	0 250	0 150	0 100	0 050	
		86	Assa fœtida.....................	Id.	1 60	0 500	0 250	0 100	»	
		87	Atropine. Sulfate....................	Id.	700 00	0 002	0 001	»	»	
		88	Axonge....................... A.	Id.	2 00	25 000	20 000	10 000	5 000	
		105	Café torréfié .... A.	Id.	5 00	2 000	1 000	»	»	
		107	Camomille romaine. Fleur............	Id.	2 00	2 000	1 000	0 500	0 250	
		108	Camphre....................... A.	Id.	5 00	2 000	1 000	0 500	0 250	
		112	Caustique à l'azotate d'argent fondu (pierre infernale).................	Id.	140 00	0 050	0 030	0 020	»	
		121	Chaux. Carbonate de chaux (craie). A.	Id.	0 20	2 000	1 000	»	»	
		128	Chloral hydraté .... A.	Id.	10 50	0 500	0 250	0 100	»	
		129	Chloroforme anesthésique	Id.	6 00	1 000	0 500	0 250	»	
		131	Cire jaune.................... A.	Id.	4 00	5 000	3 000	2 000	1 000	
		132	Cocaïne. Chlorhydrate..............	Id.	800 00	0 005	0 002	»	»	
		135	Collodion	Id.	5 00	0 250	0 100	»	»	
		144	Crésyl (créoline ou produit similaires) (2)	Id.	1 50	10 000	7 000	5 000	1 000	(2) Remplace le chlorure de chaux et l'huile lourde; s'emploie au 100° et au 50° pour les pansements; au 50° et au 20° pour les désinfections.
		145	Cuivre. Sous-acétate de cuivre..... A.	Id.	3 00	0 250	0 150	0 100	»	
		146	— Sulfate de cuivre.............	Id.	0 90	2 000	1 000	0 500	»	
		150	Digitaline amorphe.................	Id.	4.000 00	0 005	0 002	»	»	
		154	Eau distillée.................... A.	Id.	0 10	0 500	0 250	»	»	
		171	Esérine. Salicylate.................	Id.	5.000 00	0 002	0 001	»	»	
		177	Ether sulfurique rectifié.............	Id.	3 00	2 000	1 500	1 000	0 500	
		180	Extrait de belladone	Id.	20 00	0 250	0 100	»	»	
		198	Fer. Perchlorure de fer liquide........	Id.	0 70	0 500	0 250	0 100	»	

| DÉNOMINATION ET CLASSIFICATION DES MATIÈRES ET OBJETS. | | | | UNITÉ réglementaire. | PRIX ministériel. | QUANTITÉS FIXES pouvant être demandées pour 3 mois. | | | | OBSERVATIONS. |
| PAR UNITÉ SOMMAIRE. | | PAR UNITÉ DÉTAILLÉE. | | | | | | | | |
Numéro.	Dénomination.	Numéro.	Dénomination.							
		200	Fer. Sulfate de fer du commerce.. A.	Kilog.	0 20	5 000	3 000	1 000	»	
		202	— Tartrate de fer et de potasse....	Id.	6 00	0 250	0 150	»	»	
		215	Glycérine officinale	Id.	2 00	1 000	0 500	0 250	»	
		222	Goudron de bois A.	Id.	0 40	15 000	10 000	5 000	»	
		227	Gutta-percha en feuilles	Id.	11 00	1 000	0 500	0 250	»	
		231	Huile d'arachide A	Id.	1 50	10 000	7 000	5 000	»	
		232	— de cade-vraie	Id.	1 20	1 000	0 500	»	»	
		234	— de croton tiglium	Id.	15 00	0 200	0 100	0 050	»	
		237	— de laurier	Id.	2 50	0 500	0 200	»	»	
		240	— empyreumatique A.	Id.	0 60	0 250	0 100	»	»	
		243	— volatile de lavande	Id.	5 00	1 000	0 500	0 250	»	
		245	— volatile de térébenthine A.	Id.	1 00	5 000	3 000	1 000	»	
		249	Iodoforme pulvérisé	Id.	55 00	0 100	0 050	»	»	
		263	Lin. Semence (3) A.	Id.	0 60	20 000	15 000	10 000	5 000	(3) Pour préparer la poudre.
		272	Mellite scillitique	Id.	1 80	1 000	0 500	0 250	»	
		276	Mercure. Biiodure de mercure	Id.	34 00	0 100	0 075	0 050	»	
		282	— Sublimé corrosif	Id.	8 00	0 250	0 150	0 100	»	
		286	Miel jaune A.	Id.	1 40	20 000	15 000	8 000	2 000	
		287	Morphine. Chlorhydrate	Id.	300 00	0 010	0 005	»	»	
		289	Moutarde noire. Semence A.	Id.	0 80	10 000	5 000	2 000	»	
		297	Onguent basilicum	Id.	2 00	5 000	2 000	1 000	»	
		312	Pilocarpine. Azotate	Id.	1.600 00	0 005	0 003	0 002	»	
		316	Plomb. Acétate neutre de plomb cristallisé	Id.	1 00	1 000	0 500	0 250	»	
1	Médicaments (au poids) (suite).....	320	Plomb. Sous-acétate de plomb liquide.	Id.	0 40	5 000	4 000	2 000	1 000	
		325	Poix noire A.	Id.	0 40	1 000	0 500	»	»	
		329	Pommade mercurielle	Id.	5 00	2 000	1 000	0 500	»	
		330	— populéum	Id.	4 00	5 000	3 000	1 000	»	
		331	Potassium. Azotate de potasse A.	Id.	0 70	3 000	2 000	1 000	»	
		333	— Bromure de potassium....	Id.	6 00	1 000	0 500	0 250	»	
		334	— Carbonate de potasse purifié A.	Id.	0 60	2 000	1 000	»	»	
		338	— Crème de tartre solubre...	Id.	6 00	1 000	0 500	0 250	»	
		339	— Iodure de potassium	Id.	32 00	0 500	0 250	0 100	»	
		341	— Polysulfure de potassium..	Id.	0 60	2 000	1 000	0 500	»	
		343	— Savon vert A.	Id.	0 50	10 000	5 000	1 000	»	
		350	Poudre de cantharides	Id.	20 00	1 000	0 500	0 100	»	
		351	— de charbon végétal	Id.	0 60	1 000	0 500	»	»	
		354	— d'euphorbe	Id.	2 20	0 500	0 250	0 050	»	
		355	— de gentiane A.	Id.	0 60	8 000	3 000	1 000	»	
		364	— de moutarde dite « Rigollot ». A.	Id.	2 50	15 000	10 000	5 000	1 000	
		368	— de quinquina gris n° 2	Id.	3 30	1 000	0 500	»	»	
		372	— de réglisse n° 2	Id.	1 00	10 000	5 000	1 000	»	
		413	Sodium. Bicarbonate de soude	Id.	0 40	0 500	0 250	»	»	
		415	— Carbonate de soude (cristaux) A.	Id.	0 20	2 000	1 000	»	»	
		417	— Salicylate de soude	Id.	24 00	0 500	0 250	0 100	»	
		418	— Savon blanc A.	Id.	0 80	2 000	1 000	0 500	»	
		420	— Sel blanc A.	Id.	0 30	10 000	5 000	2 000	»	
		421	— Sulfate de soude A.	Id.	0 20	40 000	30 000	20 000	10 000	
		431	Soufre sublimé A.	Id.	0 30	5 000	3 000	1 000	»	
		440	Tabac. Feuille	Id.	9 00	1 000	0 500	0 250	»	
		442	Térébenthine. Olévrésine A.	Id.	2 50	5 000	3 000	1 000	»	
		453	Vaseline blonde	Id.	1 50	2 000	1 000	0 500	»	
		454	Vératrine	Id.	200 00	0 005	0 002	»	»	
		461	Vinaigre blanc	Id.	0 60	8 000	4 000	1 000	»	
		466	Zinc. Sulfate de zinc ordinaire	Id.	0 40	0 500	0 250	0 100	»	

Numéro	Dénomination.	Numéro	Dénomination.	UNITÉ réglementaire.	PRIX ministériel.	QUANTITÉS approximativement nécessaires pendant 3 mois.	OBSERVATIONS.
	DÉNOMINATION ET CLASSIFICATION DES MATIÈRES ET OBJETS.						
	PAR UNITÉ SOMMAIRE.		*PAR UNITÉ DÉTAILLÉE.*				
					fr. c.		
2	Médicaments (au nombre)........	16	Taffetas anglais (bande de 10 centimètres sur 5)	Nombre	0 10	Suivant les besoins.	
3	Médicaments (au mètre).........	1	Baudruche gommée de 0m,10 de largeur.....	Mètre.	0 70	1	
		2	Percaline agglutinative de 0m,10.............	Id.	0 20	4	
4	Accessoires de pharmacie (au poids).	6	Papier parchemin........................	Kilog.	3 00	0.500	
		7	Paraffine..............................	Id.	2 20	0.500	
5	Accessoires de pharmacie (au nombre).	2	Bouchon de liège, grand................. A.	Nombre	2 80 le cent.	25	
		3	— petit...............,.... A.	Id.	1 80 le cent.	50	
		7	Etiquettes à bocaux non imprimées, blanches ou rouge orangé, de 9, 11 et 13 centimètres	Id.	1 50 le cent.	Suivant les besoins.	
		8	Etiquettes passe-partout, blanches ou rouge orangé, de 6, 8 et 10 centimètres........	Id.	0 50 le cent.	Id.	
		9	Etiquettes pour les poisons..........	Id.	0 50 le cent.	Id.	
		14	Fiole à médecine, verre blanc ou jaune, de 250 millilitres.................	Id.	0 10	4	
		15	— de 125 millilitres..............	Id.	0 08	12	
		16	— de 60 millilitres..............	Id.	0 06	5	
		17	— de 30 millilitres..............	Id.	0 05	5	
		20	Papier à filtrer ordinaire, blanc ou gris (la main)............	Id.	0 60	1	
		24	Papier bulle, dit à enveloppes (la main).. A.	Id.	0 50	2	
		26	Papier rouge orangé, gommé, pour étiqueter les médicaments dangereux (la main)......	Id.	2 00	1/4	6 feuilles.

Matériel.

Numéro	Dénomination.	Numéro	Dénomination.	UNITÉ réglementaire.	PRIX ministériel.	QUANTITÉS approximativement nécessaires pendant 3 mois.	OBSERVATIONS.
9	Matières et objets de pansement (au nombre)...............	37	Epingles à pansements.....................	Id.	0 50 le cent.	Suivant les besoins.	
		40	Fil de chanvre pour ligature (bobine de).....	Id.	0 30	Id.	
		43	Ouate de tourbe en nappe (paquet de 0k,250)..	Id.	0 40	Id.	
10	Matières et objets de pansement (au poids)	3	Coton cardé pour rembourrage..............	Kilog.	2 50	Id.	
12	Objets accessoires pour pansements..	18	Cuvette à pansement en fer battu étamé, grande.................................	Nombre	1 00	1	
18	Instruments et objets composant les boîtes du nouvel arsenal chirurgical....	371	Serre-fine, grande ou petite.................	Id.	0 60	3	
21	Instruments et objets indépendants des boîtes de l'arsenal chirurgical........	53	Pulvérisateur à soufflerie en caoutchouc.....	Id.	10 00	1	
29	Appareils et instruments de physique et de chimie......	64	Capsule en porcelaine ordin. de 25 centilitres.	Id.	1 50	2	
		65	— de 12 centilitres et au-dessous.........................	Id.	1 00	2	
		187	Lampe à alcool, en cristal, moyenne........	Id.	1 75	1	
30	Appareils et instruments de pharmacie................	20	Bassine à cul-de-poule avec couvercle, de 5 litres............................. A.	Id.	12 00	1	
		29	Boîte en chêne, moyenne................. A.	Id.	6 50	1	
		42	Capsule vernie, pour bocaux de 2 litres... A.	Id.	0 70	10	
		43	— pour bocaux de 1 litre... A.	Id.	0 50	18	
		57	Couteau de pharmacie................. A.	Id.	0 90	1	
		66	Entonnoir en fer battu de 2 litres........ A.	Id.	2 50	1	
		68	— en verre double de 1 litre...... A.	Id.	0 40	1	
		69	— — de 50 centilitres A.	Id.	0 30	1	
		70	— — de 25 centilitres A.	Id.	0 20	1	
		85	Flacon rond bouché à l'émeri, à ouverture large, de 2 litres...................	Id.	1 00	4	
		86	— de 1 litre.......	Id.	0 70	4	
		87	— de 50 centilitres.............	Id.	0 50	4	
		89	— de 12 centilitres.............	Id.	0 40	4	

DÉNOMINATION ET CLASSIFICATION DES MATIÈRES ET OBJETS.				UNITÉ réglementaire.	PRIX ministériel.	QUANTITÉS approximativement nécessaires pendant 3 mois.	OBSERVATIONS.
PAR UNITÉ SOMMAIRE.		PAR UNITÉ DÉTAILLÉE.					
Numéro	Dénomination.	Numéro	Dénomination.		fr. c.		
30	Appareils et instruments de pharmacie. (Suite.)	115	Flacon dit poudrier, de 2 litres	Nombre	0 60	2	
		117	— — de 1 litre	Id.	0 40	2	
		119	— — de 50 centilitres	Id.	0 20	4	
		120	— — de 25 centilitres	Id.	0 20	4	
		122	— — de 6 centilitres	Id.	0 10	4	
		153	Mortier en marbre, de 5 litres	Id.	45 00	1	
		161	— en porcelaine émaillée, avec pilon assorti, de 1 litre	Id.	6 00	1	
		164	Moulin de pharmacie à cylindre cannelé, petit	Id.	90 00	1	
		171	Pot cylindrique en grès non vernissé, de 10 lit.	Id.	0 70	1	
		172	— — de 6 lit.	Id.	0 50	2	
		173	— — de 4 lit.	Id.	0 40	4	
		174	— — de 2 lit.	Id.	0 30	4	
		175	Pot cylindrique en grès vernissé de 10 litres	Id.	2 00	1	
		176	— — de 6 litres	Id.	1 20	2	
		178	— — de 2 litres	Id.	0 50	4	
		179	— — de 1 litre	Id.	0 30	6	
		180	— — de 50 centilitres	Id.	0 20	8	
		181	Pot de pharmacie, avec couvercle, de 1 litre	Id.	2 50	20	
		182	— — de 50 cent.	Id.	1 80	6	
		183	Pot, dit canon, sans couvercle, de 2 litres	Id.	0 60	10	
		185	— — de 1 litre	Id.	0 30	8	
		186	— — de 50 centilit.	Id.	0 20	10	
		202	Spatule en bois de hêtre, de 40 centimètres A.	Id.	0 50	2	
		206	— en fer, à grain et à poudre	Id.	3 00	1	
		207	— — ordinaire de 50 centimètres A.	Id.	1 50	2	
		208	— — de 30 centimètres A.	Id.	1 00	2	
		210	— en os, de 16 centimètres	Id.	0 70	1	
		211	— — de 11 centimètres	Id.	0 60	1	
		231	Trébuchet à pédalle, sensible au centigramme	Id.	37 00	1	
		233	Verre gradué, pour eau distillée, de 250 gram.	Id.	3 00	1	
		234	— — de 125 gram.	Id.	2 00	1	
		235	— — de 60 gram.	Id.	1 50	1	
32	Habillement, linge et chaussure	29	Sarrau de médecin	Id.	7 00	1	
33	Lingerie de service	6	Serviette de toile pour la toilette	Id.	1 20	3	
37	Objets pour le service de la cuisine	14	Bouilloire en cuivre de 2 litres A.	Id.	6 00	1	
		15	— de 1 litre A.	Id.	4 00	1	
		22	Cafetière à filtrer, en fer-blanc, de 2 litres A.	Id.	3 00	1	
		111	Passoire de 3 litres, en fer battu étamé A.	Id.	2 50	1	
		115	— en fer-blanc, petite A.	Id.	1 00	1	
38	Objets pour le service de la dépense et de la cave	32	Main à denrées en fer-blanc, petite A.	Id.	1 20	1	
		51	Sac à denrées de 12 kilogrammes A.	Id.	0 75	1	
		52	— de 9 kilogrammes A.	Id.	0 60	1	
		53	— de 6 kilogrammes A.	Id.	0 50	1	
		54	— de 3 kilogrammes A.	Id.	0 30	1	
41	Objets et ustensiles pour jardinier	20	Pompe à main pour arrosage, en cuivre A.	Id.	12 00	1	
43	Balance, poids et mesures.	9	Balance Roberval, de la portée de 5 kilogr. A.	Id.	10 00	1	
		11	*Idem* de 1 kilogramme A.	Id.	8 00	1	
		29	Mesure en étaim : double litre	Id.	8 00	1	
		30	— litre	Id.	5 50	1	
		31	— demi-litre	Id.	4 00	1	
		32	— double décilitre	Id.	2 00	1	
		33	— décilitre	Id.	1 20	1	
		34	— demi-décilitre	Id.	0 90	1	
		35	— double centilitre	Id.	0 60	1	
		36	— centilitre	Id.	0 50	1	
		51	Poids en fonte de cuivre, de 2 kilogrammes	Id.	4 50	1	
		52	— — de 1 kilogramme	Id.	3 00	1	
		53	— — de 500 grammes	Id.	2 00	1	
		54	— — de 200 grammes	Id.	1 00	1	
		55	— — de 100 grammes	Id.	0 90	1	
		56	— — de 50 grammes	Id.	0 80	1	
		57	— — de 20 grammes	Id.	0 60	1	
		58	— — de 10 grammes	Id.	0 50	1	

	DÉNOMINATION ET CLASSIFICATION DES MATIÈRES ET OBJETS.			UNITÉ réglementaire.	PRIX ministériel.	QUANTITÉS approximativement nécessaires pendant 3 mois.	OBSERVATIONS.
	PAR UNITÉ SOMMAIRE.		PAR UNITÉ DÉTAILLÉE.				
Numéro	Dénomination.	Numéro	Dénomination.				
					fr. c.		
43	Balances, poids et mesures. (*Suite*)..	59	Poids en fonte de cuivre, de 5 grammes...... Nombre	Nombre	0 40	1	
		60	— — de 2 grammes..... Id.	Id.	0 20	1	
		61	— — de 1 gramme...... Id.	Id.	0 20	1	
44	Chauffage et éclairage.............	7	Boîte pour allumettes, en zinc........... A.	Id.	1 00	1	
		8	Bougeoir en cuivre................... A.	Id.	2 00	1	
		63	Réchaud ordinaire, en tôle........... A.	Id.	3 00	1	
		70	Soufflet de cheminée............... A.	Id.	1 50	1	
53	Objets mobiliers et ustensiles de métal	16	Ciseaux moyens (paire de)........... A.	Id.	1 50	1	
		40	Tire-bouchon ordinaire................ A.	Id.	0 60	1	
64	Draps, toiles et étoffes...............	14	Toile de coton, à 0m,90 de large.............	Mètre.	0 90	Suivant les besoins.	
74	Denrées et objets de consommation (au nombre).........	31	Savonnette antiseptique....................	Nombre	0 50	2	
75	Denrées et objets de consommation (au poids)............	9	Eponge ordinaire...................... A.	Kilog.	15 00	Suivant les besoins.	
		11	Ficelle fine...................... A.	Id.	3 00		
		14	Fil à coudre (gros fil)................ A.	Id.	10 00		

Objets de consommation non compris dans la nomenclature et à acheter sur place.

				UNITÉ	PRIX	QUANTITÉS	OBSERVATIONS.
			Benzine................................ A.	Id.	Divers.	Id.	
			Pétrole................................ A.	Id.	Divers.	Id.	
			Sinapisme liquide Savary (le flacon)..... A.	Nombre	1 75		

				UNITÉ	PRIX	QUANTITÉS	OBSERVATIONS.
			Boîte ronde avec couvercle en fer-blanc.. A.	Id.	2 50	Id.	De 3 kilogrammes. De 2 kilogrammes. De 1 kilogramme. De 500 grammes.
			Sébile en bois de 2 litres................. A.	Id.	1 00	1	
			— de 1 litre................... A.	Id.	0 80	1	
			— de 50 centilitres .... A.	Id.	0 60	1	
			Corde pour tord-nez.................... A.	Kilog.	3 50	Suivant les besoins.	*Erratum. B. O., p. r., 2e semestre 1890, page 1632.*
			Ruban de fil ... . A.	Id.	10 00	Id.	
			Ficelle forte........................... A.	Id.	2 50	Id.	
			— fouet........................... A.	Id.	4 50	Id.	
			Filasse épurée simple .... A.	Id.	1 25	Id.	
			— goudronnée .... A.	Id.	1 50	Id.	
			Poupée de chanvre.................... A.	Id.	2 00	Id.	
			Seringue en étain à piston de 2 litres..... A.	Nombre	10 00	1	
			— — de 1 litre ..... A.	Id.	8 50	1	
			Onguent de pied pour les chevaux (28 février 1887, 1er semestre, partie réglementaire, page 264, et 5 juillet 1890) (onguent de Hévid)...............................	»	»	Suivant les besoins.	
			Essence minérale pour le chauffage du cautère de Place. (Note ministérielle du 25 juin 1889.)...............................	»	»		

NOTA. — La filasse épurée simple ou goudronnée et la poupée de chanvre seront toutefois fournies par les établissements du service de santé et portées sur les demandes trimestrielles adressées à ce service, aux prix indiqués ci-dessus, jusqu'à épuisement des approvisionnement existants dans les magasins centraux.

Médicaments et objets exclusivement destinés au chargement de la voiture de pharmacie.

				UNITÉ	PRIX	QUANTITÉS	OBSERVATIONS.
1	Médicaments (au poids)..........	248	Iode sublimé	Kilog.	50 00	Id.	Voir la formule de la nomenclature du chargement de la voiture de pharmacie vétérinaire.

PAR UNITÉ SOMMAIRE.		PAR UNITÉ DÉTAILLÉE.		UNITÉ réglementaire.	PRIX ministériel.	QUANTITÉS approximativement nécessaires pendant 3 mois.	OBSERVATIONS.
Numéro	Dénomination.	Numéro	Dénomination.		fr. c.		
4	Objets de consommation de pharmacie (au poids).........	4	Liège en broche........	Kilog.	3 50	Suivant les besoins.	
30	Appareils et instruments de pharmacie	209	Spatule en fer ordinaire, de 15 centimètres. A.	Nombre	0 50	Id.	
38	Objets pour le service de la dépense et de la cave...........	27	Entonnoir ordre en fer-blanc de 50 centilit. A.	Id.	0 50	Id.	
		28	— — de 25 centilit. A.	Id.	0 40	Id.	
40	Outils et ustensiles pour ateliers.......	119	Hachette........	Id.	3 00	Id.	
		137	Lime plate ordinaire (de 0m,205) .... A.	Id.	1 00	Id.	
50	Objets de bureau....	4	Canif......... A.	Id.	1 50	Id.	
		12	Grattoir .... A.	Id.	1 50	Id.	
		38	Burette pour l'huile à brûler de 1 litre bouchée au liège	Id.	1 20	Id.	
		56	Ciseaux à lampe, petits...........	Id.	1 30	Id.	
		97	Flacon carré à ouverture large, de 0l,75.....	Id.	0 40	Id.	
		98	— — de 0l,50....	Id.	0 30	Id.	
		101	— — de 0l,06.....	Id.	0 10	Id.	
		105	Flacon carré bouché à l'émeri à ouverture large de 0l,50	Id.	0 60	Id.	
		108	— de 0l,06	Id.	0 20	Id.	
		111	Flacon carré à ouverture ordinaire de 0l,75...	Id.	0 40	Id.	
		112	— — de 0l,50...	Id.	0 30	Id.	
71	Objets pour le service de santé en campagne.........	115	— — de 0l,06...	Id.	0 10	Id.	
		119	Flacon carré à ouverture ordinaire bouché à l'émeri, de 0l,50................	Id.	0 60	Id.	
		125	Flacon carré, bouché au liège, en fer-blanc de 1 litre	Id.	1 00	Id.	
		136	Lanterne avec réflecteur et souche...........	Id.	10 00	Id.	
		158	Pliant de campement......................	Id.	2 00	Id.	
		166	Réservoir à eau, en tôle galvanisée, de 25 litres	Id.	30 00	Id.	
		188	Seau en toile................	Id.	2 00	Id.	
		189	Seringue en étain de 10 centilitres	Id.	4 50	Id.	
73	Bâches, cantines et récipients pour emballage	9	Boîte pour mèches plates, grande .... A.	Id.	0 80	Id.	
74	Denrées et objets de consommation (au nombre)	2	Allumettes amorphes (boîte de 50)........ A.	Id.	0 10	Id.	
		6	Crayon........... A.	Id.	0 10	Id.	
		7²	Encre noire (cruchon de 250 grammes d'). A.	Id.	0 80	Id.	
		9	Encrier ...... A.	Id.	1 00	Id.	
		11	Epingles (le mille)......... A.	Id.	1 00	Id.	
		24	Papier écolier (la main)......... A.	Id.	0 50	Id.	
		27	Plumes métalliques (boîte de)........... A.	Id.	1 50	Id.	
		28	Porte-plume	Id.	0 05	Id.	

Flacons destinés au chargement des cantines vétérinaires (1).

Dénomination.	UNITÉ réglementaire.	PRIX ministériel.	QUANTITÉS approximativement nécessaires pendant 3 mois.	OBSERVATIONS.
Flacons carrés, en verre, bouchés à l'émeri de 500 grammes	Id.		Id.	(1) Ces flacons sont fournis par le magasin central.
Idem bouchés à l'émeri de 125 grammes	Id.		Id.	
Idem bouchés au liège, de 500 grammes	Id.		Id.	
Idem à ouverture ordinaire, de 250 grammes.	Id.		Id.	
Idem à ouverture large, de 250 grammes.....	Id.		Id.	
Idem bouché au liège, de 125 grammes	Id.		Id.	
Idem bouché au liège, forme éprouvette, de 15 grammes................	Id.		Id.	

Paris et Limoges. — Imprimerie militaire Henri CHARLES-LAVAUZELLE

Librairie militaire Henri CHARLES-LAVAUZELLE

Paris, 11, place Saint-André-des-Arts.

Tableaux d'histoire à l'usage des sous-officiers candidats aux Ecoles militaires de Saint-Maixent, Saumur, Versailles et Vincennes, par Noël LACOLLE, lieutenant d'infanterie. — Volume in-18 de 144 pages. 2 50

Précis historique des campagnes modernes. Ouvrage accompagné de 36 cartes du théâtre des opérations, à l'usage de MM. les candidats aux diverses écoles militaires. — Volume in-18 de 224 pages. broché..... 3 50

Les Leçons de la guerre, par Ch. DESPREZ, colonel d'artillerie en retraite, commandeur de la Légion d'honneur. — Vol. in-8º de 500 p., broché . 7 50

Souvenirs de guerre (1870-1871), par le colonel Henri de PONCHALON (honoré d'une souscription des ministères de la guerre, de la marine et des colonies). — Volume in-18 de 306 pages, broché..................... 3 50

Crimée-Italie. — Notes et correspondances de campagne du général de Wimpffen, publiées par H. GALLI. *Ouvrage honoré d'une souscription du ministère de la guerre.* — Volume grand in-8º de 180 pages....... 5 »

Sans armée (1870-1871), Souvenirs d'un capitaine, par le commandant KANAPPE. — Volume in-18 de 336 pages, broché....... .... 3 50

Le ravitaillement des armées de Frédéric le Grand et de Napoléon, par Ch. AUBRY, officier d'administration, chef des bureaux de la direction du service administratif des corps de troupe du Gouvernement militaire de Paris. — Volume in-8º de 112 pages............................ 2 50

Lang-Son, combats, retraite et négociations, par le commandant breveté LECOMTE. — Volume grand in-8º de 560 pages, broché, imprimé sur beau papier, illustré de 51 magnifiques gravures, têtes de chapitre, culs-de-lampe, vignettes, accompagné d'un atlas contenant 19 cartes et 3 planches.. 20 »

Le Tonkin français contemporain, études, observations, impressions et souvenirs, par le docteur Edmond COURTOIS, médecin-major de l'armée, ex-médecin en chef de l'ambulance de Kep ; ouvrage accompagné de trois cartes en chromolithographie. — Vol. in-8º de 412 pages............ 7 50

Guide de Madagascar, par le lieutenant de vaisseau COLSON. — Volume in-18 de 220 pages, accompagné de la carte de Madagascar au 1/4.000.000e, des itinéraires de Tamatave à Tananarive, de Majunga à Tananarive, du plan de Tananarive et d'un croquis indicatif des cyclones de l'Océan Indien. 3 50

Madagascar et les moyens de la conquérir. Etude politique et militaire, par le colonel ORTUS, de l'infanterie de marine. — Volume in-18 de 228 pages avec une carte au 1/4.000.000. .... 3 50

Petit Dictionnaire français-malgache, précédé des principes de grammaire hova et des phrases et expressions usuelles, par Paul SARDA. d'après les grammaires des Pères missionnaires Weber, Ailloud. de la Vaissière, de MM. Marin de Marre et Froger. — Vol. in-32 de 226 p., relié toile. . 2 50

Campagne du Dahomey (1892-1894), précédée d'une étude géographique et historique sur ce pays et suivie de la carte au 1/500.000 établie au bureau topographique de l'état-major du corps expéditionnaire par ordre de M. le général Dodds. par Jules POIRIER, avec une préface de M. Henri Lavertujon, député. — Vol. grand in-8º de 372 p., avec couverture en couleurs... 7 50

L'Expédition du Dahomey en 1890, avec un aperçu géographique et historique du pays, sept cartes ou croquis des opérations militaires et de nombreuses annexes contenant le texte des conventions, traités, arrangements, cessions, échanges de dépêches et télégrammes auxquels a donné lieu l'expédition, par Victor NICOLAS, capitaine d'infanterie de marine, officier d'académie (2º édition) — Volume in-8º de 152 pages........ 3 »

Eléments de Grammaire de la langue fon ou dahoméenne, suivis d'un vocabulaire et d'un recueil de conversations, par A. BONNAVENTURE, lieutenant d'infanterie de marine. Ouvrage dédié à M. le général Dodds, inspecteur général de l'infanterie de marine. — Br. in-8º de 72 pages... 2 »

Le catalogue général de la Librairie militaire est envoyé gratuitement à toute personne qui en fait la demande à l'éditeur Henri CHARLES-LAVAUZELLE.